Diät Leitfaden für die Darmgesundheit Auf Deutsch/ Diet guide to gut health In German

Inhaltsverzeichnis

fallen. Es gibt keine Szenarien, in denen der Herausgeber oder der ursprüngliche Autor dieses Werkes in irgendeiner Weise als haftbar für irgendwelche Komplikationen oder Schäden angesehen werden kann, die ihnen nach der Durchführung der hier beschriebenen Informationen widerfahren könnten.

Darüber hinaus dienen die Informationen auf den folgenden Seiten nur zu Informationszwecken und sollten daher als universell angesehen werden. Wie es sich für sie gehört, werden sie ohne Gewähr für ihre verlängerte Gültigkeit oder vorläufige Qualität präsentiert. Erwähnte Marken werden ohne schriftliche Zustimmung verwendet und können in keiner Weise als Unterstützung des Markeninhabers angesehen werden.

Einführung

Herzlichen Glückwunsch zum Kauf des vollständigen Diät Leitfadens für die Darmgesundheit und vielen Dank dafür.

Haben Sie sich schon einmal gefragt, warum Ihr Bauch sich nicht immer so gesund anfühlt? Oder vielleicht haben Sie Symptome wie Blähungen, Entzündungen oder sogar Reizdarm. Wenn das nach Ihnen klingt, dann haben Sie Glück. Sie haben gerade das beste kleine Buch auf dem Markt heruntergeladen, das Ihnen hilft, sich richtig zu ernähren, richtig gute Bakterien zu gewinnen und Ihren Darm in den Griff zu bekommen.

Wenn unsere Darmschleimhaut beeinträchtigt ist, kann das viele Gesundheitsprobleme verursachen. Diese Probleme können auch verhindern, dass Sie Gewicht verlieren, schlafen und Energie haben. Mit dem Herunterladen dieses Buches haben Sie den ersten Schritt getan, um gesünder zu sein, mehr Energie zu haben und besser zu schlafen als je zuvor. Probieren Sie noch heute eines dieser köstlichen Rezepte aus und beginnen Sie, die massiven Belohnungen zu erlangen, die Sie mit einem gesunden Darm finden werden.

Es gibt viele Bücher zu diesem Thema auf dem Markt, vielen Dank noch einmal, dass Sie sich für dieses Buch entschieden haben! Es wurde alles getan, um sicherzustellen, dass es mit so vielen nützlichen Informationen wie möglich gefüllt ist, bitte genießen Sie es!

Kapitel 1: Informationen zur Diät für die Darmgesundheit

Wie beeinflusst unser Bauch unseren Lebensstil?

Mikrobiome sind ein lebendes Ökosystem von Bakterien, die in unserem Körper leben. Mikrobiome sind ein wichtiger Teil unserer gesunden Lebensweise. Es gibt eine große Menge an Flora, gute Bakterien, die sich in unserem Darm befinden. Sie befinden sich auch in Ihrem Mund, auf Ihrer Haut und in verschiedenen Teilen Ihres Körpers. Sie bieten Ihnen viele gesundheitliche Vorteile. Durch die Zugabe von Probiotika zusammen mit Ihren Mikroorganismen können Sie einen gesunden Darm und eine gesunde Lebensweise haben.

In der folgenden Liste finden Sie mehrere Möglichkeiten, wie die Mikroben Ihren Lebensstil unterstützen können.

- Unterstützen Sie Ihr Immunsystem
- Verstärken Sie Ihre natürlichen Energiequellen
- Halten Sie Ihr Idealgewicht
- Genügend Schlaf bekommen
- Unterstützen Sie Ihren Metabolismus
- Klarheit gewinnen
- Beseitigen Sie den undichten Darm
- Ihre Stimmung und Ihr Wohlbefinden verbessern
- Klären Sie Ihre Haut und sorgen Sie für einen strahlenden Teint.
- Verleiht Ihnen ein strahlendes Lächeln

Wie schädigt Junk Food unseren Darm?

Es ist kein Geheimnis, dass Junk Food schlecht für den Magen ist. Tatsächlich gibt es mehrere Studien, die zeigen, wie sich Junk

Food auf Ihren Körper auswirkt. Es kann Ihre Darmmikroben potenziell dezimieren. Indem Sie Ihre Darmmikroben abtöten, können Sie mehr Probleme verursachen, als Sie sich vorstellen. Hatten Sie schon einmal Heißhunger auf Junk Food? Häufig haben Menschen ein Verlangen nach Junk Food, obwohl sie nicht hungrig sind. Junk-Food hat eine Methode, die Ihrem Darm beibringt, Ihrem Gehirn mitzuteilen, dass er es braucht, um zu funktionieren. In Ihrem Magen befinden sich 10 Billionen Bakterien, von denen jede einzelne Botschaften an andere Teile Ihres Körpers sendet.

Ihr Darm spricht mit Ihrem Gehirn, und dann spricht Ihr Gehirn mit Ihrem Darm. Es gibt ein Zehntel Ihrer Nervenenden, die der Aufgabe der Rückkanalisierung zugeordnet sind, die Ihnen hilft, Ihre Mikroben im Darm zu kontrollieren. Die meisten Systeme in Ihrem Körper laufen über einen Autopiloten, und die Signale, die an Sie gesendet werden, lösen bestimmte Reaktionen aus. Ihre Mikrobiota hat durch lebenslange Essgewohnheiten gelernt, was Sie brauchen. Dies kann eine der Hauptursachen dafür sein, dass Sie morgens aufwachen und sich nach einem Donut sehnen. Das Verlangen ist wie ein Memo, das Ihr Darm an Ihr Gehirn sendet. Die Mikroben senden ein Signal, das eine Liste von Zucker, Kohlenhydraten und Fetten enthält, die sie gerne gefüttert werden möchten.

Shigella Flexnerian ist eine Mikrobe, die das Signal für das Verlangen nach Zucker sendet. Sie wird virulent und beginnt, starke Signale auszusenden, die dem Körper sagen, dass er Zucker essen soll. Wenn sie dieses Signal sendet, löst sie dieses tief verwurzelte Verlangen aus, das man bekommt, wenn der Verstand einem sagt, dass man diesen Schokoriegel braucht. Sie werden nicht erkennen, dass das Verlangen durch diese

Mikroben ausgelöst wird. Stattdessen werden Sie einfach nur dasitzen und sich plötzlich einen Schokoriegel wünschen.

Raffinierter Zucker und Süßstoffe sind ein großes Tabu in der Welt der Ernährung. Es ist bekannt, dass Zucker die Hefe ernährt. Dies führt zu einer Überbevölkerung und im Wesentlichen zu einer Überzahl an positiven Bakterien in Ihrem Verdauungstrakt. Es gibt einige wenige Bedingungen, die beim Zuckerverzehr auftreten. Es ist bekannt, dass die Überbesiedelung des Dünndarms mit Bakterien mit dem Verzehr von raffiniertem Zucker in Verbindung gebracht wird. Diese Bedingungen können die intestinale Permeabilität fördern. Süßigkeiten und Bonbons, zusammen mit Alkohol und Weißmehl sind einige Beispiele für Lebensmittel, die gesunde Darmbakterien dezimieren. Allerdings können alternative Süßungsmittel wie grünes Blattstevia und Kokosnussnektar anstelle von Zucker und künstlichen Süßungsmitteln verwendet werden.

Viele der Bedingungen, die von Zucker und Junk Food herrühren können, sind hier aufgeführt.

- Kopfschmerzen
- Depression
- Akne
- Zahnärztliche Komplikationen
- Herzkrankheiten und Schlaganfall
- Kurzatmigkeit
- Gewichtszunahme
- Hoher Blutdruck
- Blutzucker-Spitzen
- Zusätzliche Kalorien
- Insulinresistent
- Blähungen und Schwellungen

Warum beeinflussen Antibiotika unsere guten Bakterien?
Es gibt nicht nur einen verstärkten Einsatz von Antibiotika in medizinischen Zentren, sondern auch einen großen Einsatz von Antibiotika in unserer Nahrung. Viele Betriebe setzen Antibiotika ein, um die Tiere gesund zu halten und ihr Immunsystem zu stärken. Eine der Nebenwirkungen von Antibiotika ist leider, dass sie nicht nur die schlechten Bakterien abtöten, sondern auch die guten Bakterien im Darm. Indem man die gesunden Bakterien im Darm reduziert, kann man undichte Därme und andere Gesundheitszustände verursachen.

- Können zu Ekzemen führen
- Geschwächte Immunfunktion
- Schlaflosigkeit
- Hormonelles Ungleichgewicht
- Stimmungsstörungen, d.h. Angstzustände erzeugen.

Clostridium difficile ist eines der häufigsten Bakterium, das zur Verbindung zwischen dem Gesundheitspersonal und dem Einsatz von Antibiotika beitragen kann. Dieses Clostridium difficile ist eine Infektion, die sich im Darm ansiedelt und zu einer Darmerkrankung führen kann. Die Raten dieser Infektion sind seit Beginn des übermäßigen Einsatzes von Antibiotika gestiegen. Da Antibiotika die positiven Bakterien in unserem Darm abtöten, haben wir keine Möglichkeit, die Symptome zu bekämpfen, die aus leichtem Durchfall und schließlich aus ernsteren Symptomen bestehen können, die Bauchschmerzen, Fieber und in schweren Fällen sogar den Tod umfassen können.

Wie ist unser Darm für Allergien, Nahrungsmittelunverträglichkeiten und Fettleibigkeit verantwortlich?

Wenn wir unseren Darm mit Lebensmitteln füllen, auf die wir allergisch reagieren, können wir ein Ungleichgewicht und eine Gewichtszunahme verursachen. Allergien tragen zu vielen der Gesundheitszustände bei, die heute diagnostiziert werden. Entzündliche Krankheiten, Fettleibigkeit, undichter Darm und viele andere Erkrankungen können die Folge einer Nahrungsmittelallergie sein.

Wie können wir also all diesen Erkrankungen entgegenwirken, die mit der Darmgesundheit verbunden sind?

1. Beginnen Sie damit, Lebensmittel aus Ihrer Ernährung zu streichen. Schneiden Sie Gluten, Eier, Milchprodukte, Mais, Erdnüsse und Hefe aus Ihrem Speiseplan heraus.
2. Genießen Sie eine pflanzliche, vollwertige und ballaststoffreiche Ernährung. Diese ernähren die guten Bakterien, die den Magen auskleiden, und liefern die Nährstoffe, die Sie für eine optimale Leistung benötigen.
3. Verwenden Sie Probiotika, um gesunde Bakterien in Ihren Darm zu bringen. Sie sollten nur solche verwenden, die 10 Milliarden KBE von Bifidobakterien- und Laktobazillenarten enthalten. Nehmen Sie täglich Probiotika ein, um die gesunden Bakterien in Ihrem Darm zu fördern.

Kapitel 2: Frühstücksrezepte (8 Rezepte)

Süßer und salziger Frühstücks-Toast

Zutaten:

- Tamari geröstete Sonnenblumenkerne (in der Dessertabteilung dieses Buches zu finden)
- Gesprossenes Brot, geröstet
- Erdbeerscheiben oder dünne Scheiben Äpfel
- Mandelbutter
- Apfelmus

Zubereitung:

1. Toasten Sie das Brot mit Ihrem Toaster und schichten Sie es mit etwas Mandelbutter und Apfelmus.
2. Schütten Sie Erdbeeren und Apfelscheiben auf das Brot und bestreuen Sie sie mit Sonnenblumenkernen.

Haferschleim mit Zitronenmohn

Zutaten:

- Vanille-Extrakt (0,50 tsp)
- Haferflocken (1/2 Tasse)
- Zitronenschale (1 Teelöffel)
- Mohn (1 Esslöffel)
- Wasser (2 Tassen)
- Kokosnusszucker (1 Esslöffel)
- Milchfreie Milch und gehackte Mandeln zum Servieren

Zubereitung:

1. Den Hafer in einem feinmaschigen Sieb abspülen. Entfernen Sie alles überschüssige Wasser und geben Sie den Hafer in den Instanttopf.
2. Wasser hinzufügen, umrühren und den Deckel verschließen. Achten Sie darauf, dass er in die Verschlussposition zeigt. Verwenden Sie die manuelle Einstellung und stellen Sie den Timer auf 10 Minuten ein. Verwenden Sie die Methode der natürlichen Freisetzung, wenn der Timer piept.
3. Lassen Sie den Druck ab, entfernen Sie den Deckel und fügen Sie Kokoszucker, Zitronenschale, Mohn und Vanille hinzu. Der Hafer wird wässrig sein, aber er wird dies absorbieren, sobald er abgekühlt ist. Kühlen Sie den Hafer vollständig ab und bewahren Sie ihn im Kühlschrank auf.
4. Servieren Sie den Hafer warm mit etwas milchfreier Milch und gehackten Mandeln.

Frühstücksgetreide mit Banane, Blaubeeren und Walnüssen

Zutaten:

- Kalte Hirse (0,50 Tassen), gekocht
- Kaltes Quinoa (0,50 Tassen), gekocht
- Heidelbeeren (0,25 Tassen)
- Banane (0,50), in Scheiben geschnitten
- Apfel (0,25), gehackt
- Walnüsse (2 Esslöffel), gehackt
- Ahornsirup (1 Esslöffel)
- Mandelmilch (1 Tasse), frisch

Zubereitung:

1. Alle Zutaten in eine Schüssel geben und mit Mandelmilch übergießen.

Tofu-Rührei auf Toast

Zutaten:

- Tofu (1 Block) fest entwässert und gepresst
- Gewürze (0,50 TL)
- Zwiebel
- Knoblauch
- Geräucherter Paprika
- Kurkuma-Pulver
- Getrocknetes Basilikum
- Schwarzer Pfeffer
- Schwarzes Salz (0,75 Teelöffel), "Kala Namak".

Zubereitung:

1. Spülen Sie Ihren Tofu ab und drücken Sie dann die gesamte Feuchtigkeit mit einem Schneidebrett und mehreren Dosen, die auf den Tofu gelegt werden, aus.
2. Während Sie warten, geben Sie die Gewürze in die Rührschüssel und rühren Sie um.
3. Wenn die Feuchtigkeit weg ist, legen Sie den Tofu in eine Schüssel mit Gewürzen und zerdrücken ihn mit einem Kartoffelstampfer. Es sollten keine großen Klumpen entstehen.
4. Rühren Sie, um alles zusammen zu vermengen. Über Nacht in einem luftdichten Behälter im Kühlschrank aufbewahren.
5. Pfanne auf mittlere bis niedrige Hitze erhitzen. Tofu hineingeben und 5 Minuten anbraten, während des Kochens umdrehen. Stellen Sie sicher, dass er vollständig erhitzt ist.
6. Auf den gekeimten Toast mit Tomaten und Schnittlauch legen. Sie können beliebig andere Beläge verwenden. Avocado und Keimlinge werden ein köstliches Frühstück sein.

Muffins mit Zitronen-Mohn-Saatgut

Zutaten:

- Apfelmus (1,50 Tassen), ungesüßt
- Datteln (4 große), entsteint, eingeweicht und 10 Minuten kochend
- Vanille-Extrakt (1 Esslöffel)
- Salz (0,25 tsp)
- Zitronenschale (1 Esslöffel)
- Ahornsirup (0,25 Tasse), 100% rein
- Milch (0,75 Tassen), ungezuckert, ohne Milch
- Zitronensaft (2 Esslöffel)
- Gewalzter Hafer (2,25 Tassen), normal
- Mohn (2 Esslöffel)
- Backpulver (1 Teelöffel)
- Backpulver (1 Teelöffel)

Zubereitung:

1. Ofen auf 350 Grad Fahrenheit vorheizen. Eine Muffin-Form auslegen.
2. Zitronenschale in eine Schüssel geben. Zitronensaft und milchfreie Milch in die Schüssel geben. Vermischen und zur Seite stellen.
3. Backpulver, Hafer, Backpulver und Salz für etwa 15 Sekunden in den Mixer geben. Es sollte als Pulver enden. In eine Rührschüssel gießen.
4. Wasser aus den Datteln abgießen und verwerfen. Geben Sie die Datteln in den Mixer und fügen Sie die milchfreie Milch-Zitronen-Mischung, Ahornsirup, Apfelmus und Vanille hinzu. Mixen Sie die Mischung glatt.

5. Gießen Sie die Mischung in die Schüssel mit den Pulverzutaten. Mohn und Zitronenschale vorsichtig untermischen. Achten Sie darauf, dass Sie nicht zu viel mischen.
6. Gleichmäßig auf 12 Muffins verteilen.
7. 30 Minuten backen und dann auskühlen lassen.

Brombeer-Kurkuma-Smoothie

Zutaten:

- Wasser (1 Tasse)
- Sojamilch (1 Tasse), ungesüßt
- Avocado (0,25)
- Kurkumawurzel (1 daumengroßer Brocken), kein Schälen erforderlich
- Banane (1 große), reife oder mehrere kleine reife Bananen
- Brombeeren (1 Tasse), gefroren
- Bok Choy (2 Tassen)
- Hanfsamen (1 Esslöffel)

Zubereitung:

- Alle Zutaten miteinander verrühren, bis sie cremig und geschmeidig sind.

Kürbis Muffins

Zutaten:

- Rosinen (1/2 Tasse)
- Vanille-Extrakt (1 Esslöffel)
- Kürbispüree (1 Tasse), 100% rein
- Datteln (4 große) entsteintes, eingeweichtes heißes Wasser 10 Minuten
- Backpulver (1 Teelöffel)
- Milch (1 Tasse), ungesüßt, ohne Laktose
- Einweichwasser von Datteln (2 Esslöffel)
- Pekannüsse (1/2 Tasse), gehackt
- Ahornsirup (0,25 Tasse), 100% rein
- Apfelweinessig (2 Esslöffel)
- Haferflocken (2,50 Tassen), normal
- Zimt (2 Teelöffel)
- Backpulver (1 Teelöffel)
- Muskatnuss (0,50 Teelöffel), gemahlen
- Nelken (0,25 Teelöffel), gemahlen
- Sonnenblumenkernbutter (2 Esslöffel)
- Salz (0,125 tsp)
- Ingwer (0,50 TL), Pulver

Zubereitung:

1. Backofen auf 350 Grad Fahrenheit vorheizen und die Muffinform auslegen.
2. Apfelweinessig und laktosefreie Milch in eine Rührschüssel geben. Mischen und für später ruhen lassen.
3. Geben Sie das Backpulver, den Hafer, den Ingwer, das Backpulver, die gemahlenen Nelken, den Zimt, die gemahlene

Muskatnuss und das Salz in einen Mixer. Pürieren Sie das Ganze zu Pulver. In eine andere Rührschüssel umfüllen.

4. Geben Sie 2 Esslöffel Dattelwasser in einen Mixer und verwerfen Sie den Rest. Fügen Sie die Datteln, die milchfreie Milch-Essig-Mischung, Samen- oder Nussbutter, Ahornsirup, Kürbispüree und Vanille hinzu. Glatt pürieren.

5. Flüssige Mischung mit trockenen Zutaten in die Schüssel gießen und vorsichtig mischen. Achten Sie darauf, nicht zu viel zu mischen. Rosinen und gehackte Pekannüsse unterheben.

6. Gleichmäßig in 12 Muffin-Einsätze teilen und bis zur Oberseite der Einsätze füllen.

7. 18 bis 20 Minuten backen. Der Zahnstocher sollte sauber sein, wenn er aus der Mitte des Muffins entfernt wird.

Pilz-Walnusspastete - auf der Basis von Vollwertpflanzen
Autorin: Molly Patrick von Clean Food Dirty Girl

Zutaten:

- 4 Knoblauchzehen gehackt
- 1 Tasse rote Zwiebel 130g, gehackt
- 1/2 Tasse Petersilie 16g, lose verpackt
- 1 Teelöffel getrockneter Estragon
- 3/4 Teelöffel Meersalz 5g
- 1 Teelöffel geschälter und geriebener Ingwer 6g
- 5 Runden schwarzer Pfeffer
- 2 Tassen Champignons 170g, in Scheiben geschnitten
- 2 Esslöffel Wasser 30ml
- 2 Tasse Walnüsse 180g
- 1 Teelöffel Zitronensaft 5ml

Zubereitung:

1. Eine Pfanne bei mittlerer Hitze etwa eine Minute lang erhitzen, bis sie warm wird.
2. Zwiebeln, Knoblauch, Ingwer, Petersilie, Estragon, Meersalz und schwarzen Pfeffer hinzufügen und 3 Minuten unter häufigem Rühren kochen lassen, damit die Zutaten nicht am Boden der Pfanne kleben bleiben. Wenn sie zu kleben beginnen, geben Sie nur einen kleinen Spritzer Wasser hinzu.
3. Fügen Sie die Pilze und 2 Esslöffel Wasser hinzu und lassen Sie sie 4 Minuten lang unter ständigem Rühren kochen.
4. Die Walnüsse, den Zitronensaft und die Zwiebel-Pilz-Mischung ca. 15 Minuten lang in einer Küchenmaschine glatt rühren.

5. Gelegentlich die Verarbeitung unterbrechen. Verwenden Sie einen Gummispatel, um die Pastete, die sich an der Seite der Küchenmaschine angesammelt hat, nach unten zu drücken.

6. Vor dem Servieren mindestens eine Stunde lang kühl stellen. Mit Gurkenscheiben oder auf getoastetem Keimbrot servieren.

Kapitel 3: Mittagsrezepte (8 Rezepte)

Zitrusfrüchte-Kornsalat

Zutaten:

- Wasser (1,75 Tassen)
- Grüne Zwiebeln (3), in dünne Scheiben geschnitten
- Salz (0,75 tsp)
- Couscous (1 Tasse)
- Basilikum (0,50 TL), getrocknet
- Bulgur-Weizen (0,50 Tasse)
- Gefrorene Erbsen (1 Tasse)
- Schwarzer Pfeffer
- Rote Glockenpaprika, gewürfelt (1 Tasse)
- Salz
- Frische Minze (3 Esslöffel), fein gehackt
- Rote Chili (0,125 TL), getrocknete Flocken
- Petersilie, fein gehackt (0,25 Tasse)
- Zitronensaft (2 Esslöffel)
- Koriander-Pulver (0,125 tsp)
- Limettensaft (2 Teelöffel)
- Thymian(.25 tsp), getrocknet
- Limettenschale (0,25 tsp)
- Knoblauch (1 Teelöffel), granuliert

Zubereitung:

1. Wasser und Salz in einem Kochtopf erhitzen.
2. Vom Herd nehmen und Bulgur-Weizen und Couscous hinzufügen. Mit dem Deckel abdecken und 20 Minuten ruhen

lassen. Die Körner in eine Schüssel geben und mit einer Gabel aufschütteln.

3. Die restlichen Zutaten in eine Schüssel geben und vorsichtig umrühren. Warm oder bei Raumtemperatur servieren.

Ingwer-Karotten-Suppe

Zutaten:

- Salz (1 Teelöffel)
- Kokosnussmilch (1 Dose)
- Rote Zwiebel (1 Tasse) gehackt
- Wasser (3 Tassen)
- Karotten (5 Tassen), gehackt
- Knoblauchzehen (3), gehackt
- Ingwer (2 Esslöffel), gehackt und geschält
- Schwarzer Pfeffer

Zubereitung:

1. Bereiten Sie Ihre Zwiebel, Knoblauch, Karotte und Ingwer vor. Legen Sie das Gemüse in eine Schüssel und stellen Sie es auf die Seite.

2. Verwenden Sie einen großen Topf und erhitzen Sie ihn, bis er heiß ist. Das Gemüse hinzufügen und 5 Minuten kochen lassen. Häufig umrühren. Es darf nichts am Boden kleben bleiben. Verwenden Sie einige Esslöffel Wasser, um ein Verkleben zu verhindern. Bei mittlerer Hitze einen großen Topf etwa eine Minute lang erhitzen, bis er heiß ist. Fügen Sie das gesamte Gemüse aus der Schüssel hinzu und lassen Sie es 5 Minuten lang unter häufigem Rühren kochen, damit nichts am Topfboden kleben bleibt.

3. Bringen Sie Wasser zum Kochen und reduzieren Sie die Hitze. Den zugedeckten Topf 20 Minuten köcheln lassen. Wenn der Wasserstand zu niedrig ist, mehr Wasser hinzufügen. Schalten Sie die Heizung aus und fügen Sie Salz und Kokosmilch hinzu.

4. Die Suppe sollte 10 Minuten lang abkühlen. Häufig umrühren, um die Kühlung zu unterstützen. Verwenden Sie einen Stabmixer, um die Suppe zu verrühren, bis sie super cremig ist. Mit Pfeffer würzen.

Zitronen-Linsen-Rübensuppe

Zutaten:

- Staudensellerie (1 Tasse) gehackt
- gelbe Zwiebel (1 Tasse) gewürfelt
- Salz (1 Teelöffel)
- Basilikum (2 Teelöffel) getrocknet
- Dill (0,50 Teelöffel) getrocknet
- Kurkuma (1/2 Teelöffel) Pulver
- Rüben (2 Tassen) geschält und gewürfelt
- Spinat(2 Tassen) gehackt
- Tomaten(2 Tassen) gehackt
- Karotten (1 Tasse) gehackt
- Wasser (5 Tassen)
- Lorbeer(1)-Blatt
- Linsen (1,50 Tassen) gekocht
- Zitronensaft (1 Esslöffel)
- Knoblauch (3) Zehen, gehackt
- Zitronenschale (1 Teelöffel)
- Oregano (1,50 Teelöffel) getrocknet
- schwarzer Pfeffer (6) Windungen

Zubereitung:

1. Topf 2 Minuten bei mittlerer Hitze erhitzen. Möhren, Zwiebel, Knoblauch, Sellerie und Salz hinzufügen. Unter häufigem Rühren 5 Minuten kochen lassen. Falls nötig, Wasser hinzufügen, um ein Verkleben zu vermeiden.
2. Basilikum, Dill, Oregano und Kurkuma hinzufügen. Unter häufigem Rühren 30 Sekunden weiter kochen lassen.
3. Tomaten, Rüben, Lorbeerblatt, Spinat und Wasser hinzufügen und weiter rühren. Zum Kochen bringen. Die Hitze reduzieren und den Topf teilweise mit dem Deckel abdecken. Etwa 12 Minuten lang köcheln lassen. Linsen hinzufügen und weitere 10 Minuten köcheln lassen. Die Rüben sollten zart sein. Achten Sie darauf, dass sie nicht überkochen.
4. Schalten Sie den Herd aus und werfen Sie das Lorbeerblatt. Zitronenschale, Zitronensaft und Pfeffer verrühren.

Ananas-Reis

Zutaten:

- Rote Paprika (1 Tasse), gewürfelt
- Cashewkerne(0,50 Tasse), roh gehackt
- Rote Zwiebel (0,75 Tassen), gewürfelt
- Karotte (1 Tasse), fein gewürfelt und geschält
- Ananas (0,75 Tassen), gehackt auf 0,50"-Würfel
- Knoblauch (2) Zehen, gehackt
- Ingwer (2 Teelöffel), fein gehackt, gerieben und geschält
- Stangensellerie (1), gewürfelt
- Kurkuma-Pulver (0,50 TL)
- Koriander-Pulver (0,50 tsp)

- Rote Chili-Flocken (0,25 TL), getrocknet
- Brauner Reis (2 Tassen), gekocht
- Sojasauce/Tamari (2 Esslöffel), natriumarm
- Kokosnuss-Asos (2 Esslöffel)

Zubereitung:

1. Mit einem Wok 2 Minuten auf mittlere Hitze erhitzen. Jetzt Cashewnüsse hinzufügen und 3 Minuten rösten. Rühren Sie sie während des Kochens um. Sie sollten leicht gebräunt sein. Entfernen Sie sie und legen Sie sie in eine Schüssel zur Seite. Sobald sie abgekühlt sind, zerkleinern. Mit Reis servieren.
2. Rote Paprika, Zwiebeln, Karotten und Sellerie dazugeben. 5 Minuten kochen lassen. Das Gemüse hinzufügen und weich werden lassen, damit es knusprig wird.
3. Rote Paprikaflocken, Ingwer, Knoblauch, Kurkumapulver und Korianderpulver hinzugeben. 4 Minuten kochen und umrühren. Die Ananas sollte anfangen zu bräunen.
4. Kochen Sie den Reis, die Kokosnuss-Aminos und die Sojasauce. Kochen und 3 Minuten lang ständig rühren. Erhöhen Sie die Hitze 30 Sekunden lang auf eine hohe Stufe.
5. Mit Cashewnüssen garnieren und genießen.

Gemüse und Garnelen-Reisnudeln - gebratene Nudeln

Zutaten:

- Melasse (2 Teelöffel)
- Reisnudeln (8 oz), trocken
- Champignons (1 Tasse), in Scheiben geschnitten
- Hausgemachte Gemüsebrühe (1 Tasse)
- Erbsenschoten (1 Tasse)
- Basilikum (0,25 Tasse), frisch, gehackt
- Rohe Wildgarnelen (1 lb.) groß, geköpft, geschält
- Ingwer (0,50 tsp), gemahlen
- Meersalz (1,25 TL), geteilt
- Sesamöl (1 Esslöffel)
- Schwarzer Pfeffer (0,25 Teelöffel)
- Apfelessig (1 Esslöffel)
- Ghee (2 Esslöffel), geteilt
- Karotten (1 Tasse), zerkleinert
- Sesam (1 Esslöffel), geröstet
- Skallions (2) klein, in dünne Scheiben geschnitten

Zubereitung:

1. Einen Topf mit Wasser aufkochen. Reisnudeln zugeben und nach dem Kochen vom Herd nehmen. 5 Minuten ziehen lassen. Sie sollten zart sein. Abtropfen lassen und dann die Nudeln mit kaltem Wasser abspülen. Zur Seite stellen.
2. Mit Garnelen, 0,50 Teelöffel Meersalz und 0,25 Teelöffel Pfeffer garnieren.
3. 1 Esslöffel Ghee in einer Pfanne bei mittlerer bis hoher Hitze erhitzen. Garnelen in der Pfanne anbraten. Sobald sie fest und rosa sind, vom Herd nehmen - etwa 5 bis 10 Minuten. Garnelen auf eine Platte legen.

4. Die Hitze auf mittlere Hitze reduzieren. Den Rest von 1 Esslöffel Ghee hinzufügen. Möhren, Erbsenschoten, Pilze und Frühlingszwiebeln untermischen. 2 bis 3 Minuten lang anbraten, bis sie weich sind.

5. In einer Schüssel Gemüsebrühe, Melasse, Essig, restliche 0,75 Teelöffel Meersalz, Sesamöl und Ingwer verrühren. Sauce zum Gemüse in der Pfanne geben. Garnelen und Reisnudeln einrühren. Weiter kochen, bis alles erhitzt ist.

6. Mit Sesamkörnern und Basilikum garnieren. Heiß oder kalt servieren.

10-minütiges vegetarisches Rührgericht

Zutaten:

- Champignons (1 Tasse), in Scheiben geschnitten
- Sellerie, (1 Tasse), gewürfelt
- Zwiebel,(1 Tasse) in Scheiben geschnitten
- Meersalz (0,25 Teelöffel)
- Kohl,(2 Tassen), in Scheiben geschnitten
- Schwarzer Pfeffer (leicht scharf)

Zubereitung:

1. Eine Pfanne erhitzen, bis sie heiß ist.

2. Zwiebeln hinzufügen und einige Minuten kochen lassen. Wenn die Zwiebeln beginnen, an der Pfanne zu kleben und bräunlich zu werden, mischen Sie 2 Esslöffel Wasser unter. Rühren Sie um und kochen Sie weiter. Wenn die Zwiebeln zu kleben beginnen und bräunen, 2 Esslöffel Wasser hinzugeben.

3. Zwiebeln 6 oder 7 Minuten kochen, Wasser hinzufügen und umrühren.

4. Kraut, Pilze, Meersalz, Sellerie und schwarzen Pfeffer unter Rühren hinzufügen.
5. Noch 4 oder 5 Minuten kochen, dabei oft umrühren, bis das Gemüse so ist, wie Sie es mögen.
6. Kann allein, als Beilage oder in einem Wrap oder Taco gegessen werden.

Fenchellinsen-Dijon-Salat

Zutaten:

- Avocado in Scheiben und Würfel geschnitten
- Zitronenschale (0,50 TL)
- Gekochte Linsen (2,50 Tassen)
- Pfeffer
- Salz
- Pistazien, geröstet
- Fenchel (0,50 Tasse), in dünne Scheiben geschnitten
- Minze (0,25 Tasse), frisch und in dünne Scheiben geschnitten
- Orangensaft (0,50 Tasse), frisch gepresst: 1 Orange reicht
- Kokosnuss-Aminos (1 Esslöffel)
- Dijon-Senf (0,50 Teelöffel)
- Knoblauchzehen (2) gerieben und gehackt

Zubereitung:

1. Eine Tasse getrocknete Linsen ergibt 2,50 Tassen gekochte Linsen.
2. Die getrockneten Linsen spülen und dann abtropfen lassen. Legen Sie sie in einen Topf mit 2 Tassen Wasser.
3. Die Linsen kochen und die Hitze zum Kochen bringen.

4. Nehmen Sie den Deckel ab und lassen Sie die Linsen 30-37 Minuten köcheln oder die Linsen sind weich, und das gesamte Wasser wird aufgenommen.

5. Mischen Sie die gekochten Linsen mit Fenchel, Zitronenschale, Knoblauch, Orangensaft, Minze, Dijon-Senf und Kokosnuss-Aminos.

6. Vor dem Servieren mit gewürfelter/geschnittener Avocado und gehackten Pistazien garnieren.

Nährende Hühner-Knochenbrühe-Suppe

Zutaten für die Brühe:
- Knoblauchzehe (6)
- Bio-Huhn, ganz
- Ingwerwurzel (1 Zoll)
- Zwiebel (1)

Zutaten für die Suppe:
- Hühnerbrühe (4 bis 6 Tassen) Bio
- Kokosnussöl (2 Esslöffel)
- Zwiebeln (1 bis 2 Tassen), gehackt
- Karotten (1 bis 2 Tassen), gehackt
- Zucchini (3 bis 4), klein bis mittel
- Bio-Hähnchen (2 Tassen), zerkleinert
- Knoblauchzehe (2 bis 3), zerdrückt oder gehackt
- Meersalz Himalaja

Zubereitung:
Brühe:
1. Spülen Sie das Huhn ab und geben Sie es in den Topf.
2. Füllen Sie den Topf mit Wasser zu fast 75%. Fügen Sie Ihr Gemüse und Ihre Kräuter hinzu.

3. Bei mittlerer Hitze kochen, bis es sprudelt. Reduzieren Sie die Hitze und lassen Sie das Huhn zugedeckt 8 bis 48 Stunden köcheln.

4. Lassen Sie alles abkühlen. Gießen Sie die Brühe mit einem Sieb in ein Maurerglas und bewahren Sie sie im Kühlschrank auf.

Die Suppe:

1. Zwiebeln mit Karotten in Kokosnussöl anbraten. Die Zwiebeln sollten weich sein.

2. Knochenbrühe hinzufügen und darauf achten, dass sie kocht.

3. Zucchini zu Nudeln verarbeiten. Die Zucchini in Streifen schneiden, wie normale Nudeln Ihrer Wahl. Mit einem Julienne-Schneider.

4. Die Zucchini untermischen, nachdem die Karotten zart geworden sind. Dann mit oder ohne Deckel köcheln lassen. Die Zucchini sollten zart werden. Die Zeit variiert je nach Größe der Zucchini-"Nudeln".

5. Das gehackte Hühnerfleisch und den Knoblauch hinzugeben. Kochen und dann den Herd ausschalten. Bedecken Sie es und lassen Sie es 5 bis 10 Minuten ziehen.

Kapitel 4: Rezepte fürs Abendessen (8 Rezepte)

Mahi-Mahi mit Schalotten, Limette und Gemüse

Zutaten:

- Mahi-Mahi (2 6-ounce), breite Filets (etwa 1 Zoll dick)
- Meersalz (0,50 Teelöffel)
- Limette (1 Esslöffel), frischer Saft
- Schwarzer Pfeffer (0,25 Teelöffel)
- Kokosnussöl (1 Esslöffel)
- Limette (1 Teelöffel), geriebene Schale
- Thymian (1 Esslöffel), frisch gehackt
- Schalotte (1), gehackt
- Petersilie (1 Esslöffel), frisch gehackt
- Karotten (0,50 Tasse), gemahlen
- Schnee-Erbsen (0,50 Tasse), gemahlen
- Zucchini (0,50 Tasse), gemahlen
- Limette (4), dünne Scheiben

Zubereitung:

1. Ofen auf 400 Grad Fahrenheit erhitzen.
2. Schneiden Sie zwei 15 x 24 Zoll große Pergamentstücke aus und machen Sie symmetrische Herzen.
3. Mischen Sie Kokosnussöl, Petersilie, Limettensaft, Limettenschale und Thymian in einer Schüssel. Zum Pürieren umrühren.
4. Jedes Filet mit der Hälfte der Kokosnussölmischung schichten. Schnee-Erbsen, Schalotten, Karotten und Zucchini

gleichmäßig auf die Filets verteilen. Mit 2 Limettenscheiben garnieren.

5. Beginnen Sie an der Oberseite des Herzens und falten Sie eine Herzhälfte über die andere, so dass der Fisch vollständig bedeckt ist. Ränder mit schmalen Falten verschließen. Ende zur Sicherung verdrehen.

6. Pergamentpakete auf eine Blechschale legen. 15 Minuten backen. Auf Teller übertragen, Pergamentpapier aufschneiden und servieren.

Piccata-Huhn

Zutaten:

- Hähnchenfilets (1 Pfund), gereinigt, antibiotisch und aus Freilandhaltung
- Reismehl (0,333 Tassen), braun
- Salz (0,50 tsp)
- Schwarzer Pfeffer (0,25 Teelöffel)
- Ghee (0,25 Tasse), organisch
- Schalotten (2), gehackt
- Zitrone (3 Esslöffel), frischer Saft
- Kapern (2 Esslöffel)
- Hühnerbrühe (0,75 Tassen)
- Zum Garnieren: Zitronenscheiben

Zubereitung:

1. Legen Sie die Hähnchenfilets in die Mitte von zwei Pergamentblättern in einer einzigen Schicht bis zu einer Dicke von etwa 0,25 Zoll.

2. Mischen Sie das Reismehl, Pfeffer und Salz in einer Schüssel.

3. Hähnchenfilets in die Mehlmischung tauchen und jede Seite gleichmäßig bedecken.

4. Ghee in einer Pfanne bei mittlerer Temperatur für 2 bis 3 Minuten erhitzen.

5. Erhöhen Sie die Hitze auf mittlere bis hohe Temperaturen und legen Sie 0,50 % der Hähnchenstücke in eine einzige Schicht; drängen Sie sie nicht zusammen. Pro Seite 4 bis 5 Minuten kochen, bis das Huhn leicht braun ist; herausnehmen und beiseite stellen. Die restlichen Hähnchenstücke auf die gleiche Weise kochen. Entfernen Sie sie und legen Sie sie zusammen mit der ersten Charge auf die Seite.

6. Die Schalotten in die Pfanne geben und 2 Minuten anbraten.

7. Hühnerbrühe, Zitronensaft, Kapern und Hühnerstücke in die Pfanne geben. 5 Minuten köcheln lassen, bis die Sauce eindickt.

8. Hähnchen Piccata auf ein Gericht geben und mit Zitronenscheiben garnieren. Servieren.

Probiotischer Superfood-Burger

Zutaten:

- Rinderhackfleisch (1,25 Pfund), grasgefüttert
- Senf (0,25 Tasse), biologisch
- Sauerkraut (0,50 Tasse), abgetropft und biologisch
- Salatkopf (0,50), biologisch
- Brunnenkresse (0,50 Tasse)
- Zwiebel (0,50) weiß organisch, in Scheiben geschnitten
- Meersalz Himalaja

Zubereitung:

1. Grill auf mittel bis hoch vorheizen. Aus dem Rinderhack vier ¾ zolldicke Fladen herstellen. Würzen Sie die Frikadellen mit Salz.
2. Kochen Sie die Frikadellen bis zur gewünschten Zubereitung.
3. Verwenden Sie die Salatblätter als "Sandwich-Brötchen". Legen Sie die Burger, die Brunnenkresse, die Zwiebel, das Sauerkraut und den Senf in die Brötchen.

Chili-Limetten-Tofu-Backofen

Zutaten:

- Tofu (1 Packung) extra fest, wassergefüllt
- Limettensaft, (0,25 Tasse)
- Rotes Chilipulver (2 Teelöffel)
- Geräuchertes Paprikapulver (2 Teelöffel)
- Salz (0,75 Teelöffel)
- Schwarzer Pfeffer (6) Runden

Zubereitung:

1. Tofu aus der Verpackung nehmen und mit Wasser abspülen. Dann die gesamte zusätzliche Flüssigkeit aus dem Tofu herausdrücken.
2. Ofen auf 375 Grad Fahrenheit erhitzen.
3. Tofu auf ein Schneidebrett legen. 1-Zoll-Würfel schneiden und in eine Rührschüssel geben. Chilipulver, geräuchertes Paprikapulver, Salz, Limettensaft und Pfeffer in die Schüssel geben und vorsichtig umrühren. Verwenden Sie einen flexiblen Spatel, um den Tofu zu bestreichen.
4. Legen Sie eine Blechform mit Silikon-Backmatte oder Pergament aus. Legen Sie den Tofu in einer einzigen Schicht auf das Blech. Backen Sie 15 Minuten lang. Drehen Sie die andere Seite um und backen Sie sie weitere 15 bis 20 Minuten, bis der Tofu an den Rändern knusprig ist. Achten Sie darauf, dass der Tofu goldgelb ist.

Beruhigende Kurkuma-Mungobohnensuppe

Zutaten:

Instant-Topf-Zutaten
- Rote Zwiebel (0,25 Tasse), gehackt
- Knoblauchzehen (2 große), gehackt
- Ingwer (1 Esslöffel), geschält, fein gehackt
- Grüne Zwiebel (0,25 Tasse), in Scheiben geschnitten
- Tomate (1), mittelgroß gehackt
- Stangensellerie (2), gehackt
- Lauch (3) klein oder Lauch (1) groß
- Karotte (1), groß gehackt
- Rotkohl (2 Tassen), gehackt
- Mungobohnen (0,50 Tasse), ganz, grün getrocknet, gespült
- Kurkuma-Pulver (1 Teelöffel)
- Salz (0,50 tsp)
- Wasser (3 Tassen)
- Petersilie (0,25 Tasse), frisch gehackt
- Pflaumen-Essig (2 Teelöffel)

Zubereitung:

Anweisungen für den Instanttopf
1. Wenn alles fertig ist, drücken Sie auf den Instant Pot und lassen Sie den Innentopf 2 Minuten lang erhitzen. Ingwer, Knoblauch, Lauch, Frühlingszwiebel, Rotkohl, Zwiebel, Tomate, Mungobohnen, Sellerie, Karotte, Kurkuma und Salz hinzufügen.
2. Unter häufigem Rühren 5 Minuten lang anbraten. Wenn etwas am Topfboden klebt, einen Spritzer Wasser hinzufügen. Stellen Sie den Topf ab und fügen Sie Wasser hinzu. Noch

einmal umrühren. Verriegeln Sie den Deckel und stellen Sie sicher, dass sich die Düse in der Verschlussposition befindet.

3. Stellen Sie die Zeitschaltuhr mit Hilfe des Handbuchs auf 15 Minuten ein. Wenn die Zeitschaltuhr abgelaufen ist, verwenden Sie die Methode der natürlichen Freisetzung. Vergewissern Sie sich, dass der gesamte Druck abgelassen wird. Wenn der Druck aus dem Topf entwichen ist, nehmen Sie den Deckel ab und fügen Sie Petersilie und Pflaumenessig hinzu.

Balsamische grüne Bohnen mit Pilz und Kokosnuss

Zutaten:

- Balsamico-Essig (1 Esslöffel)
- Grüne Bohnen (3 Tassen), halbiert
- Sojasauce (2 Teelöffel)
- Weißer Pfeffer
- Champignons (3 Tassen), in Scheiben geschnitten
- Knoblauch (8) Zehen, gehackt
- Salz

Zubereitung:

1. Eine Pfanne oder einen Wok bei mittlerer Hitze 2 Minuten lang erhitzen, bis sie heiß ist. Die grünen Bohnen hinzufügen und 4 Minuten kochen lassen.
2. Champignons, Sojasauce und Knoblauch in einen Wok geben und 5 Minuten kochen lassen.
3. Dann in Balsamico-Essig weitere 3 Minuten kochen. Ab und zu umrühren, damit die Zutaten gut vermischt werden und der Essig die Bohnen umhüllt.

4. Als nächstes verwenden Sie Salz und weißen Pfeffer für den Geschmack.

Veganer Hackbraten

Zutaten:

Soße

- Tomatenpaste (0,333 Tasse)
- Ahornsirup (2 Esslöffel), 100% rein
- Senf (2 Esslöffel), gelb
- Wasser (2 Esslöffel)
- Zwiebelpulver (0,50 TL)
- Geräucherter Paprika (0,50 Teelöffel)

Laib

- Wasser (1 Tasse)
- Hafer aus Stahl (0,50 Tasse) ungekocht, gespült, abgetropft
- Worcestershirc-Sauce (2 Esslöffel), vegan
- Tomatenmark (2 Esslöffel)
- Keimkornbrot (5), geschnitten und geröstet
- Champignons (4 Tassen), in Scheiben geschnitten
- Pintobohnen (0,50 Dose), gut abgetropft und gespült
- Pekannüsse (0,75 Tassen), gehackt
- Zwiebel (0,50 Tasse), in Würfel geschnitten, gelb
- Leinsamen (1 Esslöffel), gemahlen
- Paprika (0,50 Esslöffel), geräuchert
- Knoblauch (2 Teelöffel), granuliert
- Salz (1,50 tsp)
- Gebrochener schwarzer Pfeffer (10), Drehungen

- Milch (0,25 Tasse), ungesüßt, ohne Laktose

Zubereitung:

1. Ofen auf 350 Grad erhitzen. Schneiden Sie ein Stück Pergament für den Boden sowie die Seiten einer 5" x 9" großen Pfanne aus.
2. Alle Saucenzutaten in eine Schüssel geben und glatt rühren. Zur Seite stellen.
3. Mischen Sie in einer Kasserolle geschnittenen Hafer aus Stahl, Worcestershire-Sauce, Wasser und Tomatenmark. Zum Kochen bringen. Die Hitze auf niedrigem Niveau reduzieren und die Pfanne mit einem Deckel abdecken. Bei schwacher Hitze 15 Minuten lang köcheln lassen. Gelegentlich umrühren. Darauf achten, dass es nicht klebt. Nach 15 Minuten den Deckel abnehmen und zum Abkühlen beiseite stellen.
4. Brot rösten, in Stücke reißen und in die Küchenmaschine legen. Beginnen Sie mit der Verarbeitung zu weichen Krümeln. Die Krümel in eine Rührschüssel geben.
5. In eine leere Küchenmaschine Pinto-Bohnen, Pilze, Zwiebeln, Pekannüsse, geräucherten Paprika, gemahlenen Leinsamen, Salz, Knoblauchgranulat und Pfeffer geben und 10 Sekunden lang verarbeiten. Alles sollte in Stücke geschnitten, aber nicht püriert werden. Während dieser Zeit sollten Sie die Lebensmittel von den Seiten des Prozessors abkratzen und dann weiter verarbeiten.
6. Mischen Sie in der Rührschüssel, die Paniermehl enthält, die laktosefreie Milch zusammen mit der stählernen Haferflockenmischung. Mischen Sie alles zusammen und kombinieren Sie alles gründlich.
7. Die gesamte Mischung in eine gefütterte Kastenform schöpfen und mit Löffeln abtasten. Verteilen Sie die zuvor zubereitete

Soße gleichmäßig auf dem ganzen Brot. 65 Minuten lang backen.

8. 15 Minuten abkühlen lassen. Nach dem Abkühlen den Hackbraten am Pergament aus der Form heben und auf ein Schneidebrett legen. Noch 10 Minuten abkühlen lassen. Fahren Sie fort, den Hackbraten in Scheiben zu schneiden.

Kapitel 5: Rezepte für Desserts (8 Rezepte)

Tamari mit gerösteten Sonnenblumenkernen

Zutaten:

- Sonnenblumenkerne (1 Tasse), roh
- Tamari (2 Teelöffel), natriumarm

Zubereitung:

1. Erhitzen Sie die Pfanne auf mittel-niedrige Hitze für 2 Minuten
2. Legen Sie die Sonnenblumenkerne in eine Pfanne und breiten Sie sie in einer einzigen Schicht aus. 5 Minuten kochen lassen. Oft umrühren.
3. Gießen Sie Ihre Sojasauce gleichmäßig über die Kerne. Umrühren und weitere 2 Minuten kochen lassen. Ein Teil der Sojasauce kann an der Pfanne haften bleiben. Das ist in Ordnung, rühren Sie einfach weiter die Samen um.
4. Schalten Sie die Hitze aus, geben Sie die Samen auf einen Teller und lassen Sie sie abkühlen. In einem Glas im Kühlschrank aufbewahren, bis die Sojasauce gebrauchsfertig ist.

Mandel-Butter-Schokoladen-Chia-Pudding

Zutaten:

- Chia-Samen (0,50 Tasse)
- Datteln (5), groß, entsteint und 10 min in kochendem Wasser eingeweicht
- Ahornsirup (3 Esslöffel), 100% rein
- Milch (1,75 Tassen), ungezuckert, ohne Laktose
- Mandelbutter (2 Esslöffel)
- Kakaopulver (1,50 Esslöffel)
- Frische Erdbeerscheiben, geröstete gehackte Mandeln und geröstete Kokosnuss zum Belegen.

Zubereitung:

1. Die Datteln entkernen und in eine hitzebeständige Schüssel geben. Gießen Sie kochendes Wasser darüber und legen Sie sie 10 Minuten lang beiseite.
2. Geben Sie laktosefreie Milch zusammen mit Mandelbutter, Kakaopulver und Ahornsirup in einen Mixer. Für später beiseite stellen.
3. Wenn die Datteln eingeweicht sind, werfen Sie das Einweichwasser heraus und geben Sie die Datteln in den Mixer. Für eine besonders cremige Textur und Geschmeidigkeit verrühren.
4. Die Mischung in eine Rührschüssel geben und die Chiasamen in den Mixer geben. Gut verrühren und 10 Minuten ziehen lassen.
5. Nach 10 Minuten mit dem Schneebesen aufschlagen, so dass keine Klumpen von Chiakernen vorhanden sind. In einen Glasbehälter mit Deckel umfüllen. Über Nacht oder mindestens 4 Stunden im Kühlschrank aufbewahren.

6. Zum Servieren geröstete Kokosnuss, Erdbeerscheiben und geröstete, gehackte Mandeln darauf legen.

Schokoladen-Kirsch-Smoothie

Zutaten:

- Milch (2 Tassen), milchfrei und ungesüßt
- Kirschen (1,50 Tassen), gefroren
- Grünkohl (1 Becher), verpackt
- Bananen (2), sehr reif, gefroren ohne Schale
- Kakaopulver (2 Esslöffel)
- Flachs (1 Esslöffel), gemahlen
- Mandel-Extrakt (1 Teelöffel)

Zubereitung:

1. Geben Sie alle Zutaten in einen Mixer und vermengen Sie diese zu einer super-sahnigen und geschmeidigen Textur.

Popcorn für einen gesunden Darm

Zutaten:

- Knoblauch(0,25 tsp), Granulat oder Pulver
- Hefe (0,25 Tasse), Nährwert
- Prahlt mit flüssigen Aminos in einer Sprühflasche
- Popcorn-Körner (0,50 Tasse), ungekocht
- Paprika (0,25 Teelöffel), geräuchert
- Walnüsse (1 Esslöffel), roh

Zubereitung:

1. Geben Sie Nährhefe, Knoblauchgranulat, Walnüsse und geräucherten Paprika in Ihren Mixer. Dann einmal pürieren, bis die Walnussstücke vermengt sind. In eine Schüssel geben und für später aufbewahren.
2. Geben Sie Ihre Popcorn-Körner in Heißluft-Popper und legen Sie das Popcorn dann in eine Schüssel.
3. Besprühen Sie Ihr Popcorn mit Ihren flüssigen Aminosäuren und falten Sie das Popcorn mit den Händen um. Das hilft dem Popcorn, sich zu umhüllen. Wenn die Schüssel zu klein ist, können Sie die Schüsseln trennen. Lassen Sie Ihr Popcorn schön ummanteln, damit die Würze haften bleibt.
4. Bestreuen Sie das Popcorn mit der beiseite gelegten Gewürzmischung. Mischen Sie es vorsichtig, bis es gleichmäßig vermischt ist.

Verjüngender Selleriesaft

Zutaten:

- Sellerie (1 bis 2), Bündel und Bio

Zubereitung:

1. Entsaften Sie Ihren Sellerie mit einem Entsafter. Als Snack, Frühstücksfavorit oder Saft trinken.

Ingwer- & Ulmenschlüpfer-Tee

Zutaten:

- Ingwerwurzel (1 Teelöffel), frisch
- Ulmenpulver (1 Teelöffel), gleitfähig
- Wasser (2 Tassen), gereinigt

Zubereitung:

1. Reiben Sie frische Ingwerwurzel in Ihre Teekanne.
2. In die Kanne gießen Sie 2 Tassen Wasser und lassen Sie es kochen.
3. Den Ingwer aus der Tasse abseihen.
4. Rühren Sie das rutschige Ulmenpulver ein und lassen Sie es sich auflösen.

Smoothie für die Darmheilung

Zutaten:

- Mandelmilch (1 Tasse), einfach
- Kollagenpulver (2 Esslöffel), grasgefüttert
- Kokosnussöl (1 Esslöffel), natives Olivenöl extra
- Probiotisches Pulver (0,50 tsp)
- Deglycyrrhizinierte Lakritze (1 Teelöffel) (dgl)
- Zink-Carnosin (1 Teelöffel)
- L-Glutamin-Pulver (1 Esslöffel)
- Grünkohl (2 Tassen) gehackt
- Bio-Beeren (0,50 Tasse), gefroren

Zubereitung:

1. Kombinieren Sie alle Ihre Zutaten in Ihrem Mixer.
2. Pürieren, bis sie glatt sind.
3. Trinken und genießen.

Entzündungshemmende Kurkuma-Milch

Zutaten:

- Ingwerpulver (0,25 TL)
- Honig (1 Teelöffel) roh
- Kokosnussmilch (2 Tassen) einfach
- Prise schwarzer Pfeffer
- Kurkuma (2 Teelöffel)
- Zimt (0,50 Teelöffel)

Zubereitung:

1. Alle Zutaten in den Mixer geben und verrühren.
2. Geben Sie die gemischten Zutaten in einen Topf und erhitzen Sie sie 3-5 Minuten bei mittlerer Hitze. Dies sollte warm sein, wenn sie fertig sind.

Schlussfolgerung

Vielen Dank, dass Sie bis zum Ende von dem vollständigen Diät Leitfaden für die Darmgesundheit gekommen haben. Hoffentlich war es informativ und konnte Ihnen alle Hilfsmittel zur Verfügung stellen, das Sie benötigen, um Ihre Ziele zu erreichen, wie auch immer diese aussehen.

Wie bei allen Diätbüchern gibt es ein paar Informationen, die Ihnen helfen, zu verstehen, wie Sie Ihren Lebensstil verbessern können, sowie Informationen darüber, warum es die beste Diät für Sie ist. Es gibt eine Million und eine Diät auf der Welt, und zu wissen, welche die richtige für Sie ist, kann ziemlich schwierig sein. Aber bedenken Sie, dass das Wissen, was Sie erreichen wollen, eine größere Rolle spielt, wenn es darum geht, welche Diät Sie anwenden müssen. Wenn Sie an einem undichten Darm oder an anderen Darmerkrankungen leiden, kann dieses Buch ein Ausgangspunkt sein, um Ihren Lebensstil und Ihre Essgewohnheiten festzulegen. Ich hoffe, Sie finden jedes Rezept lecker und es macht Ihnen Spaß, sie zuzubereiten.

www.ingramcontent.com/pod-product-compliance
Lightning Source LLC
Chambersburg PA
CBHW051127250726
48655CB00007B/2925